Axel Berg & Niels Fischer Demuth

Operation

Das Geschäft mit der Krankheit

Copyright: © 2019: Axel Berg & Niels Fischer Demuth
Korrektorat: Serina Berg
Umschlag & Satz: Erik Kinting – www.buchlektorat.net
Titelbild: © MotionPro AG, http://motionpro.ch
Abbildung 1: © MotionPro AG, http://motionpro.ch
Abbildung 2: Mit freundlicher Genehmigung entnommen aus: Fürchtenicht, Andrea; Grote-Westrick, Marion und Vollbracht, Eckhard: *Rückenoperationen* in *Spotlight Gesundheit; Daten, Analysen, Perspektiven*, Nr. 7 2017, durchgeführt im Rahmen des Faktenchecks *Gesundheit* der Bertelsmann Stiftung, S. 5

Verlag und Druck:
tredition GmbH
Halenreie 40-44
22359 Hamburg

Bibliografische Information der Deutschen Nationalbibliothek:
Die Deutsche Nationalbibliothek verzeichnet diese Publikation in der Deutschen Nationalbibliografie; detaillierte bibliografische Daten sind im Internet über http://dnb.d-nb.de abrufbar.

Wir widmen dieses Buch all den Menschen, die uns trotz Operationsindikationen, schlechter Prognose, postoperativen Beschwerden und Mutlosigkeit ihr Vertrauen geschenkt haben.

Wenn sich Türen schließen, öffnen sich andere. Der Grund, weshalb einem Dinge wiederfahren, zeigt sich oft erst, nachdem man das, was einen plagt, als das anerkennt, was es ist und als Chance sieht.

Die Autoren

Niels Fischer Demuth wurde 1974 in Deutschland geboren und lebt seit 2007 mit seiner Frau und seinen zwei Kindern in Binningen in der Schweiz. Er hat sich in seiner praktischen Arbeit als FOI®-Therapeut und Physiotherapeut auf chronische Wirbelsäulen- und Gelenk-erkrankungen spezialisiert. Neben seiner praktischen Arbeit in der Praxis ist er seit 2008 als Dozent für das Ausbildungsinstitut für **Funktionelle Orthonomie und Integration FOI®** tätig. Ferner hat er drei erfolgreiche Praxen aufgebaut und unterstützt Therapeuten und Therapeutinnen beim Aufbau ihrer Praxis.
Als Autor veröffentlichte er Bangemachen gilt nicht. Eine Mut machende Wanderkarte durch den Wald der Diagnosen und Neuanfang – Ein biografischer Leitfaden für Gesundheitspraktiker auf dem Weg zu einer erfolgreichen Praxis.

www.foi-praxis.com

Axel Berg wurde 1965 in Deutschland geboren, hat 4 Kinder und lebt mit seiner Familie in der Nähe von Bielefeld. Er ist seit 1993 selbstständig und hat sich als FOI-Therapeut auf chronische Wirbelsäulen- und Gelenktherapie spezialisiert. Von 2013 bis 2016 war er als Dozent im Ausbildungsinstitut für **Funktionelle Orthonomie und Integration FOI®** tätig. Er führt drei erfolgreiche Physiotherapiepraxen und arbeitet zusätzlich als Coach für selbstständige Physiotherapeuten.

www.alado-berg.de

Inhaltsverzeichnis

Geleitwort von Dr. med. Henning Schnittger

Betrachte den Patienten und seine Krankengeschichte als Ganzes und schau nicht nur auf ein schmerzendes Körperteil!

Vor vier Jahren saß der 72-jährige Vater einer Bekannten vor mir mit einem Operationstermin zur „Hüft-TEP" (Gelenkersatz am Hüftgelenk) in zwei Wochen. Wegen Schmerzen im Bereich der Hüfte hatte er einen Orthopäden aufgesucht und nach einer kurzen körperlichen Untersuchung bekam er einen Operationstermin bereits nach drei Wochen. Ich als Hausarzt solle „mal eben" die Voruntersuchungen machen. Was diesen Patienten allerdings etwas verwundert hat, war: Warum sein Hüftgelenk so plötzlich so heftig abgenutzt sei und so plötzlich ersetzt werden solle. Im Vorjahr sei er noch über 5000 km mit dem Rad gefahren und einen Halbmarathon gelaufen. Als Facharzt für Chirurgie und für Allgemeinmedizin habe ich es mir zur Gewohnheit gemacht, meine Patienten kritisch zu untersuchen und erst dann im Auftrag der Kollegen tätig zu werden. Im Rahmen der Untersuchung dieses älteren Herren zeigte sich dann, dass sein Hüftgelenk völlig frei und schmerzlos zu bewegen war. Auffällig war ein deutlicher Druckschmerz im Bereich der unteren Wirbelsäule und des Iliosakralgelenkes. Nach der Anwendung von Physiotherapie und manueller Therapie war der Patient schnell wieder beschwerdefrei und entsprechend froh, der Hüftgelenkoperation entgangen zu sein.

Neben der Option „Operation“ wird selten nach alternativen Behandlungsmöglichkeiten gesucht. Als zweites Beispiel möchte ich den Fall einer hochgradig dementen und bettlägerigen dreiundneunzigjährigen Patientin aus einem Altenheim nennen, welche an einer Katarakt operiert werden sollte. Hier steht immer der pekuniäre Zwang im Vordergrund. Der Patient rückt in die zweite Reihe. Es gibt für Ärzte einfach wenig Anreiz, eine Operation zu vermeiden. Leider gibt es aber auch immer wieder Patienten, für die die Operation das Allheilmittel ist. Das sind dann die Patienten, die auch durch therapeutisches Röntgen und das therapeutische MRT nicht geheilt werden konnten.

Im Rahmen meiner Ausbildung zum Facharzt für Chirurgie habe ich viel von meinen erfahrenen, älteren Ausbildern gelernt. Allen voran möchte ich Dr. Özer Özertan aus dem Marienhospital Letmathe erwähnen, der mich immer den Respekt vor den

Patienten gelehrt und ihn auch vorgelebt hat. Und der mich gelehrt hat, alles zu hinterfragen.
Seit über 15 Jahren bin ich als niedergelassener Allgemeinmediziner und Hausarzt tätig. Dabei habe ich gelernt, mit dem täglichen Zeitdruck und mit den häufig durch das Internet fehlgeleiteten Wünschen und Erwartungen der Patienten umzugehen. Ich bin davon überzeugt als Allgemeinmediziner gute Arbeit zu leisten. Jedoch gab es Situationen, in denen ich das Gefühl hatte, dass die Therapieempfehlungen, die diese Patienten mitbrachten, nicht immer die optimale Möglichkeit zur Behandlung ihrer Erkrankungen darstellten. Mir fehlte das Wissen über alternative Therapien, um meinen Patienten eine Lösung für ihre Probleme vorzuschlagen.
Ich habe dann 2017 über meine Frau ihren Chef Axel Berg und im Rahmen eines FOI-Kurses Niels Fischer-Demuth kennen gelernt. Und schätzen gelernt. Ich wollte im Rahmen dieses Kurses die Möglichkeiten der FOI kennen lernen. Daraus wurde aber mehr: Viel mehr!
Ich habe in vielen Bereichen meine Einstellung sehr geändert. Und sehe sehr viele Eingriffe heute noch deutlich kritischer als früher. Für viele Patienten, deren Beschwerden bislang nicht ernst genommen, teils psychosomatisch gedeutet wurden, bietet sich mir jetzt die Möglichkeit, mich mit ihren

Erkrankungen aus einem anderen Blickwinkel auseinanderzusetzen. Ich versuche, eine Ursache für die Beschwerden zu eruieren. Die FOI bietet hierfür nicht nur die Möglichkeit, besser nach Ursachen für einzelne Beschwerden zu suchen, sondern diese auch zu therapieren. Bei diesen Patienten befürworte ich die FOI. Den Satz: „Danke für Ihre Empfehlung" höre ich inzwischen immer öfter.
Leider hat sich die FOI noch nicht richtig bis zu den Krankenkassen rumgesprochen. Obwohl durch die FOI sicher viele unnötige Operationen wegfallen und viele Gelder eingespart werden könnten. Niels und Axel wünsche ich mit diesem Buch viel Erfolg bei den Krankenkassen. Denn: Ich kann ein Pferd zum Wasser treiben, aber nicht zum Trinken zwingen! Ich weiß, dass sie nicht nur goldene Hände haben, sondern dass durch die FOI vielen Menschen geholfen wird!

Henning Schnittger
November 2018

Geleitwort von Friedhelm Becker

Leiter des Ausbildungsinstitutes für Funktionelle Orthonomie und Integration FOI®

Das Gesundheitswesen in der heutigen Form hat als wesentliche Aufgabe, die Patientinnen und Patienten im Falle einer Erkrankung in höchstem Maße mit allen medizinischen Möglichkeiten, die uns heute zur Verfügung stehen, zu unterstützen. Gleichwohl sollte jede medizinische Intervention sowohl operativer als auch konservativer Art zum Wohle der Patientinnen und Patienten intensiv überlegt werden. Und genau hier scheint sich seit Jahren ein System zu etablieren, das nicht mehr ausschließlich das Wohl der Patientinnen und Patienten im Fokus hat, sondern eigene wirtschaftliche Interessen.

Wenn sich im Gesundheitswesen ein System zu etablieren scheint, welches die Indikation für Operationen an wirtschaftlichem Gewinnstreben und nicht an dem Wohl der Patientinnen und Patienten ausrichtet, dann ist das gesamte System bereits außer Kontrolle und in seinen Grundfesten gescheitert. Um das Wohl der Patientinnen und Patienten wieder in den Fokus des Gesundheitswesens zu bringen, ist es erforderlich neue, alternative Wege zu gehen.

Die beiden Autoren, Axel Berg und Niels Fischer-Demuth, tun dieses in ganz besonderer Weise. Sie nehmen die Herausforderungen einer ärztlich gestellten Operationsindikation an und betrachten die Patientinnen und Patienten aus einer funktionellen Sichtweise. Dabei kommen sie häufig zu dem Ergebnis, dass eine Operationsindikation zu diesem Zeitpunkt der Erkrankung aus funktioneller Sicht noch zu früh oder auch gar nicht indiziert ist. Aus ihrem Funktionsgutachten heraus therapieren sie die Patienten mit dem ganzheitlichen Therapieansatz der **Funktionellen Orthonomie und Integration** und erzielen in kurzer Zeit erstaunliche Ergebnisse. Hierdurch konnten bereits viele unnötige und voreilig angeordnete Operationen vermieden werden. Und genau hier kommen wir zurück zu den Wurzeln des Gesundheitswesens: Dem Wohl der Patientinnen und Patienten. Es bleibt zu hoffen, dass es noch viele weitere Pioniere wie Axel Berg und Niels Fischer- Demuth im Gesundheitswesen gibt, die das Wohl der Patientinnen und Patienten so achten wie sie.

Weiter viel Erfolg auf diesem Weg wünscht euch euer Freund,

Friedhelm Becker

Einleitung

Dieses Buch erzählt eine Geschichte aus dem Gesundheitssystem, in dem jeder Bürger Deutschlands eine Rolle spielt. In dieser Geschichte geht es nicht darum Recht zu haben, auch nicht um Gut und Böse und leider ist es auch keine Liebesgeschichte mit einem Happy End, denn das Ende dieser Geschichte ist offen. Diese Geschichte ist auch keine Fiktion, sondern sie beruht im Kern auf wahren Begebenheiten, welche uns dazu motiviert haben sie niederzuschreiben. Denn in dieser Geschichte geht es um etwas, das jeden Menschen betrifft: Seine Gesundheit.

Gesundheit ist ein hohes Gut und da man mittlerweile fast alles käuflich erwerben kann, so ist sie dennoch eines der wenigen Dinge, die man sich nicht erkaufen kann. Sie ist per Definition ein Zustand des körperlichen, psychischen oder geistigen Wohlbefindens. Fühlt man sich wohl, so ist man „gesund"; mangelt es an Wohlbefinden, so mangelt es entsprechend auch an Gesundheit. Während kleinere Wehwehchen sich mit etwas Ruhe, Tee und einem Erkältungsbad kurieren lassen, bedarf es bei größeren Einschränkungen des Wohlbefindens oft des Rats eines Arztes oder Heilpraktikers. Dabei ist der Grund der Konsultation des „Heilers" nicht immer eine Aussage über die Art der Hilfestellung, denn diese spiegelt sowohl die persönliche Ansicht des Patienten, als auch die Ausbildung und die Interessen der Person, der man sich mit Ihren Beschwerden anvertrauen.

Das primäre Ziel dieses Texts ist es, Menschen zu sensibilisieren und auf das aufmerksam zu machen, was hinter einigen Türen abläuft, vor denen Sie als Patient stehen und Hilfe erwarten.

Kapitel 1

Kommt ein Mann zum Arzt

Stellen Sie sich bitte vor, Sie laufen durch den Wald und knicken mit Ihrem rechten Fuß durch eine Baumwurzel um. Schmerzhaft und sicher den meisten von uns schon einmal passiert. Je nach Schwere des Vorfalls spielt sich dabei im Körper vereinfacht gesagt Folgendes ab:
Durch das **Umknicken** wird über die Bänder, die Ihnen normalerweise eine flexible Bewegung ermöglichen, Ihr Wadenbein, das mit dem Schienenbein zusammen den Unterschenkel bildet, nach unten gezogen. Dies führt dazu, dass auch Ihr Knie, an dem der obere Teil des Wadenbeines ansetzt, betroffen ist. Der Muskel, der vom Becken aus am oberen Teil des Wadenbeines ansetzt und das Knie beugt, wird nun ebenfalls in Mitleidenschaft gezogen: Auf ihn kommt «Zug». Dieser Zug sorgt dafür, dass der belastete Muskel das Becken auf der rechten Seite nach hinten zieht. Da der Drehpunkt der Beckenschaufel im Kreuzbein-Darmbeingelenk (ISG) recht weit hinten und die Hüfte in der Beckenschaufel weiter vorne liegt, kommt es zu einer Rückwärtsrotation, also einer Rückwärtsdrehung des Beckengelenkes und zu einem – relativ gese-

hen – kürzeren Bein auf der rechten Seite, da dies durch die Drehung des Beckengelenks nach vorne oben gezogen wird. Es entsteht das, was man einen Beckenschiefstand nennt, nachvollziehbar an der Abbildung oben.

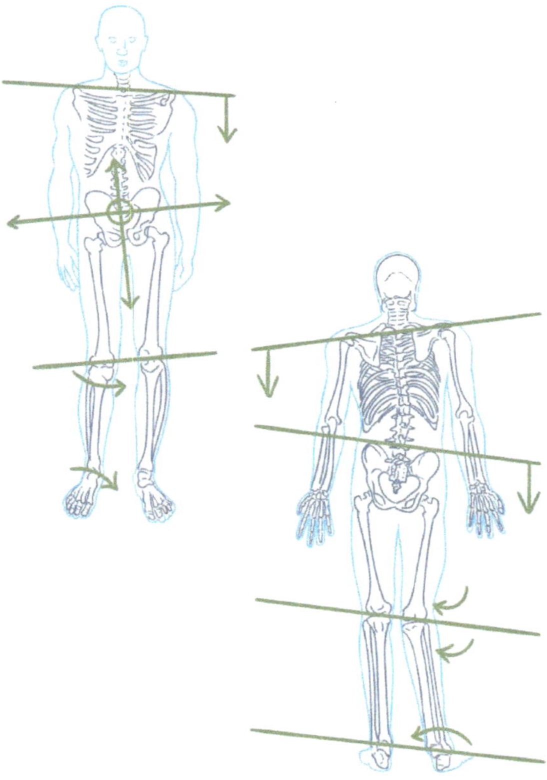

Abb. 1: Gestörtes Gleichgewicht des Körpers, ©MotionPro AG

Durch diesen Schiefstand des Beckens verändert sich die Basis der Wirbelsäule, denn wenn diese den Schiefstand nicht ausgleichen würde, würden Sie komplett nach rechts geneigt durch das Leben schreiten. Zusätzlich zur Schieflage kommt es in den anderen Gelenken wie z.B. im Sprunggelenk am Fuß, dem Kniegelenk, dem Hüftgelenk und sogar in der Schulter, dem Ellenbogen und Handgelenk zur **Unphysiologie**. Das meint einen Zustand, in dem all diese Gelenke einen relativen Ausgleich für das durch die Verletzung entstandene Ungleichgewicht schaffen müssen und sich nicht mehr so bewegen, wie der Körper es von Natur aus möchte. Das bedeutet, dass sich die Kraftverhältnisse in den Gelenken verändern.

Da der Mensch sich gerne mit dem geringstmöglichen Energieaufwand bewegt und das Gleichgewichtsorgan bestrebt ist, dass Augen und Ohren sich in der Horizontalen befinden, beginnt Ihre Wirbelsäule auf bestimmten Höhen das entstandene Ungleichgewicht mit s.g. **Fehlstellungen** zu kompensieren; Stellungen, die eigentlich für den Körper nicht ökonomisch und deshalb nicht vorgesehen sind. Diesen Ausgleich macht die Wirbelsäule bis hoch zum obersten Halswirbel, dem sogenannten Atlas, der den Kopf hält, und in vielen Fällen sogar bis zum Kiefergelenk. So kann im Laufe der Jahre die Unaufmerksamkeit im Wald unbemerkt zu Arthrosen oder anderen chronischen Veränderungen führen, die das Wohlbefinden einschränken. Sie gehen also vielleicht erst fünf oder sogar zwanzig Jahre später zum Arzt Ihres Vertrauens, weil Sie, wenn wir bei dem oben angeführten Beispiel bleiben, rechts Hüftschmerzen beim Spazierengehen quälen. Was ab hier passiert, ist von ganz vielen **unterschiedlichen Faktoren** abhängig. Zum Beispiel davon, was für eine Ausbildung der Arzt oder die Ärztin haben, in deren Behandlungszimmer Sie nun sitzen. Ist er ein Speziallist für Hüften oder allgemein für Gelenke? Ist sie eine allgemeinmedizinisch ausgebildete Ärztin? Ist er in der eigenen Praxis tätig oder im Krankenhaus? Ist dieses Krankenhaus eine private oder eine öffentliche Institution, sprich wie finanziert es sich? Handelt es sich bei dem Menschen von Ihnen um eine erfahrene oder um eine frisch vom Studium kommende, motivierte jungen Ärztin, die ein enormes theoretisches Wissen hat, der es aber an praktischer Berufserfahrung fehlt? Ist es ein chirurgisch praktizierender Arzt, dem zum Facharzttitel noch drei Hüftprothesen fehlen? Je nach **Ausbildung und Institution**, in der er oder sie arbeitet, unterscheidet sich das Bild und das bevorzugte Behandlungstechnik, vielleicht auch sein oder ihr Wissen um Alternativen.

So kommt es vor, dass ein Patient mit Schmerzen in die Arztpraxis seines Vertrauens geht.[1] Hierfür erhält der konsultierte Arzt eine Pauschale von 35-45€ pro Patient und pro Quartal, egal wie häufig der Patient in diesem Quartal auch erscheint. Nach einiger Wartezeit darf der Patient dann sein Leiden dem hinter dem Schreibtisch sitzenden Arzt kurz und knapp mitteilen, während dieser die Anamnese in den Computer eintippt. Die Angaben des Patienten passen mit einem im System gespeicherten Diagnoseschlüssel überein, woraufhin dann eine Verordnung ausgestellt wird, ohne diese mit einer aussagekräftigen körperlichen Untersuchung in Einklang zu bringen. Zu Beginn beinhaltet diese Verordnung oftmals ein pharmazeutisches Produkt, welches die Beschwerden lindern soll. In manchen Fällen und wenn das Jahr noch frisch ist und das Budget es noch zulässt, gibt es noch ein Rezept für sechsmal Physiotherapie. Lässt es das Budget nicht mehr zu und der Arzt verordnet die Physiotherapie trotzdem, weil er es als sinnvoll für den Patienten erachtet, kann es gut sein, dass der Arzt regresspflichtig gemacht wird und er die Behandlungen

[1] Die folgenden Ausführungen beruhen auf den praktischen und fachlichen Kenntnissen sowie auch Erfahrungswerten, die die Autoren in den Jahrzehnten ihrer ausführenden Tätigkeit gemacht haben und sind in deren Ausbildung und Fachkenntnisse begründet [Anm.d.Red.].

des Patienten unterm Strich aus eigener Tasche bezahlt.
Kommt der Patient dann nach einer Woche wieder, da die Schmerzen immer noch unverändert sind, wird die größere Diagnose erstellt. Es wird ein Röntgen oder ein MRT veranlasst. Da jeder Mensch ab einem gewissen Alter Abnutzungserscheinungen zeigt, werden auch bei unserem Beispielschmerzpatienten strukturelle Veränderungen festgestellt. Wenn diese dann noch Pi mal Daumen mit der Schmerzlokalisation, also wo der Schmerz sich bemerkbar macht, und den Symptomen zusammenpassen, kann es dann bereits vorkommen, dass eine Operation der betroffenen Struktur empfohlen wird. Vielleicht verursacht der Strukturschaden die Beschwerden, vielleicht auch nicht. Vielleicht ist der Strukturschaden auch nur eine Folge von einer ursächlich seit Langem bestehenden Funktionsstörung, welche die Beschwerden verursacht, wie zum Beispiel dem scheinbar harmlosen Umknicken durch eine Baumwurzel.
Wenn die Hüftarthrose in Ihrem Fall tatsächlich der große Störfaktor ist und Ihre Beschwerden verursacht, so wird die OP als erfolgreich eingestuft, da das Wohlbefinden wiederhergestellt wurde. Doch was ist, wenn nach der OP Ihre Beschwerden immer noch bestehen? Wird die wahrscheinliche

Ursache der Arthrose, das Umknicktrauma des Fußes vor 20 Jahren, berücksichtigt und als mögliche Ursache wahrgenommen? Oder kommt sie gar nicht erst zur Sprache? Denn – und das ist die Gefahr und leider auch der Alltag in Deutschland – der konventionelle Weg führt, wenn das bildgebende Verfahren ein zu erwartendes und teilweise auch altersentsprechendes Bild zeigt, oft zu einer Operation und damit möglicherweise in einen Teufelskreis: Arzt, Röntgen/MRT, OP-Empfehlung und Besprechung, Netzhemd, grünes Laken und Schnitt. Aufwand, Leidensdruck, Kosten. Und keine Veränderung für den Patienten, der am Ende noch ratloser ist als der Arzt, der ihm weitere Operationen empfiehlt.
Was also tun?

Kapitel 2

Operationen in Deutschland

Kommen wir zuerst zum bereits angedeuteten und eigentlichen Grund, aus dem wir dieses Buch geschrieben haben: **Deutschland ist eine Hochburg für operative Eingriffe am Bewegungsapparat**. Eine Aussage, die man sicherlich schon das ein oder andere Mal gehört hat. Doch subjektive Wahrnehmung und von Freunden und Verwandten erzählte Geschichten, sind keine tatsächlichen Fakten. Wenn man nach diesen sucht, wird man schnell beim Statistischen Bundesamt fündig. Diese erhob 2016 die s. g. „Fallpauschalbezogene Krankenhausstatistik" zur Anzahl der stationär durchgeführten Operationen:[2]

Laut dieser wurden in der Bundesrepublik Deutschland in Kalenderjahr 2016 insgesamt **16.755.574 Operationen** in Krankenhäusern durchgeführt

[2] Folgende Zahlen sind, sofern nicht anders angegeben, entnommen aus: *Fallpauschalenbezogene Krankenhausstatistik (DRG-Statistik) Operationen und Prozeduren der vollstationären Patientinnen und Patienten in Krankenhäusern*, Tabelle 1 *Operationen und Prozeduren*, 1.3 *Operationen und Prozeduren auf Ebene des 4-stelligen OPS-Schlüssels und Altersgruppen*, 1.3.1 *Insgesamt*, Wiesbaden 2018 (korrigierte Fassung) www.destatis.de/DE/Publikationen/Thematisch/Gesundheit/Krankenhaeuser/OperationenProzeduren.html [25.9.2018].

(ambulante Operationen sind hier nicht mit einberechnet). Davon wurden im Einzelnen an den großen Gelenken und der Wirbelsäule folgende Operationen durchgeführt: **299.574** Operationen als Zugänge zur Lendenwirbelsäule, zum Kreuzbein und zum Steißbein, **233.424** Implantationen des Hüftgelenks, **232.298** Arthroskopien am Gelenkknorpel und Meniskus, **193.731** weitere Operationen an der Wirbelsäule, wie zum Beispiel Bandscheibenoperationen, **188.809** Arthroskopien an der Gelenkschleimhaut, **187.319** Implantationen einer Prothese am Kniegelenk und **169.268** Operationen am Schultergelenk. Im Vergleich dazu waren es im Jahr 2013 noch 15,8 Millionen Operationen.[3]
Viel drastischer wird es, wenn man noch weiter zurückgeht, denn 2013 wurde im Vergleich zu 2005 bereits eine dreißigprozentige Steigerung von Operationen beobachtet.[4] Zusätzlich dazu stellt das Statistische Bundesamt bereits 2013 fest, dass am häufigsten am Bewegungsapparat operiert werde.[5] Eine erschreckende Steigerung.

---

[3] Quelle: „Im Fokus“ Mitteilung von 2014. In: www.destatis.de ‚Genauer Abruflink und -datum: https://www.destatis.de/DE/ZahlenFakten/ImFokus/Gesundheit/OperationenDeutschlandEntwicklung.html [25.9.2018].

[4] Quelle: „Im Fokus“ Mitteilung von 2014. In: www.destatis.de

[5] Quelle: „Im Fokus“ Mitteilung von 2014. In: www.destatis.de

Auffällig an den Zahlen ist vor allem die **regionale Unregelmäßigkeit**. Studien zeigen, dass in einigen Regionen kaum operiert wird, während in anderen die Zahl dagegen dramatisch erhöht ist: „[…] [I]m rheinland-pfälzischen Birkenfeld oder im westfälischen Hamm ist es bis zu sechsmal wahrscheinlicher, wegen Rückenschmerzen ins Krankenhaus zu kommen, als in Heidelberg oder Oldenburg. Noch größer sind die regionalen Unterschiede bei aufwendigen operativen Eingriffen an der Wirbelsäule: So wird Patienten aus dem Landkreis Fulda bis zu 13-mal häufiger die Wirbelsäule versteift als Patienten aus Frankfurt (Oder).“[6] Der Unterschied verstärkt sich sogar noch, wenn man von Landesebene auf Kreisebene schaue.[7] Kreise, bei denen Operationen schon 2007 in hoher Zahl vorgenommen worden sind, wären immer noch erhöht (vgl. Abbildung 2).[8]

---

[6] Fürchtenicht, Andrea; Grote-Westrick, Marion und Vollbracht, Eckhard: Rückenoperationen. Aus: Spotlight Gesundheit; Daten, Analysen, Perspektiven; Nr.7 2017. Durchführt im Rahmen des Faktenchecks Gesundheit der Bertelsmann Stiftung, S.2.

[7] Vgl.: Fürchtenicht, Grote-Westrick, Vollbracht: Rückenoperationen, Bertelsmann Stiftung 2017, S.5.

[8] Vgl.: Fürchtenicht, Grote-Westrick, Vollbracht: Rückenoperationen, Bertelsmann Stiftung 2017, S.5.

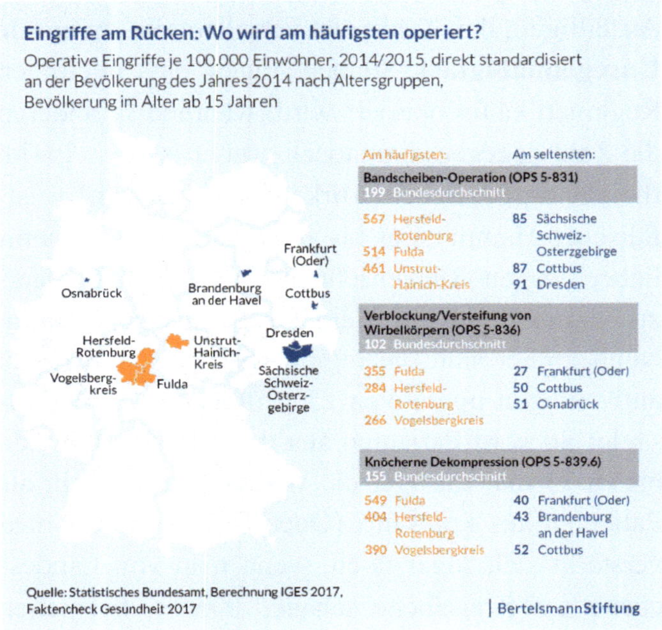

Abbildung 2 – Eingriffe am Rücken

Dabei sind die Erhebungen des Statistischen Bundesamts **nicht die einzigen Belege** für die hohe Zahl an Operationen. Auch SPIEGEL ONLINE berichtet in einem Artikel von 2012: „Der AOK-Bundesverband hat jetzt die Daten von mehr als 45 Millionen Patienten aus den Jahren 2005 bis 2011 ausgewertet und kommt zu einem eindeutigen Ergebnis: Die Zahl von Operationen in deutschen Krankenhäusern ist im vergangenen Jahr stark gestiegen – aber ein großer Teil wird offenbar ohne medizinische Notwendigkeit durchgeführt. Dem Krankenhausreport 2013 zufolge, der am Freitag in Berlin vorgestellt wurde, stieg die Zahl der stationären Behandlungen seit 2005 insgesamt um 11,8 Prozent je Einwohner. Binnen 20 Jahren sei die Zahl der Krankenhausaufenthalte zwischen 1991 und 2011 um fast ein Viertel gestiegen."[9]

Die **Techniker Krankenkasse** spricht in einer Pressemitteilung davon, dass laut ihren Auswertungen acht von zehn Rückenoperationen unnötig seien. So sagt Klaus Rupp, Leiter des TK-Versorgungsmanagements: „Die Zahlen zeigen, dass die Ärzte in Deutschland oftmals zu schnell zum Skalpell greifen. Natürlich gibt es Fälle, in denen eine Operation das Mittel der Wahl ist, aber die Entscheidung für solch einen Schritt sollte gut abgewogen und kritisch hinterfragt werden."[10]

Auch aktuelle Studien, wie beispielsweise eine Studie und eine Analyse, die die Bertelsmann Stiftung durchgeführt hat, bestätigen die in den letzten

---

[9] SPIEGEL ONLINE, „Zahl der Wirbelsäulen-OPs drastisch gestiegen", http://www.spiegel.de/gesundheit/diagnose/aok-krankenhausreport-zahl-der-wirbelsaeulen-ops-drastisch-gestiegen-a-871515.html [12.11.2018].

[10] „Acht von zehn Rücken-Operationen sind überflüssig", TK Presse und Politik, Pressemitteilung vom 11.9.2018 https://www.tk.de/tk/pressemitteilungen/bundesweite-pressemitteilungen/988202 [9.11.2018].

Jahren immer wieder erhobenen Zahlen, die deutlicher nicht sein könnten: Die Rückenstudie[11] die am 19. September 2017 veröffentlicht wurde, zeigt, dass die Anzahl der Rückenoperationen in den Jahren von **2007 bis 2017** von 452.000 auf 772.000 um **drastische 71%** angestiegen ist.[12]
Doch was genau sind die Gründe für diesen massiven Anstieg?
Die Zahl der Krankenhausbetten, der Hausärzte, der Orthopäden oder der Belegabteilung hätten laut der Studie statistisch nur einen geringen Einfluss auf Operationen.[13] Das Gleiche gelte für soziale Indikatoren wie Arbeitslosenquote oder Renteranteil – Diese Faktoren würden lediglich zehn Prozent in den Unterschieden der Versorgung erklären.[14] Die Studie stellt auch fest, dass klare medizinische Leitlinien fehlen, sodass die Spielräume der lokalen Begebenheiten größer seien und „vorherrschende Versorgungsgewohnheiten"[15] stärker wirken könnten. Da-

---

[11] Fürchtenicht, Grote-Westrick, Vollbracht: Rückenoperationen, Bertelsmann Stiftung 2017, S.5. Alle Daten und Zahlen stammen, sofern nicht anders angegeben aus der Studie [Anm. d. Red.].
[12] Fürchtenicht, Grote-Westrick, Vollbracht: Rückenoperationen, Bertelsmann Stiftung 2017, S.1.
[13] Fürchtenicht, Grote-Westrick, Vollbracht: Rückenoperationen, Bertelsmann Stiftung 2017, S.6.
[14] Fürchtenicht, Grote-Westrick, Vollbracht: Rückenoperationen, Bertelsmann Stiftung 2017, S.6.
[15] Fürchtenicht, Grote-Westrick, Vollbracht: Rückenoperationen, Bertelsmann Stiftung 2017, S.6.

bei betont die Studie als mögliche Ursache auch die finanziellen Anreize, die attraktive Vergütung und die Budgetvorgaben.[16] Im Kontrast dazu stellt die Studie zu Rückeneingriffen fest, dass Patienten mit der als relativ unspezifische Diagnose „Rückenschmerzen" sehr häufig stationär aufgenommen werden, wobei dies vor allem der Diagnostik diene.[17] Im Vergleich zu ambulanten Maßnahme verursache die stationäre Vorgehensweise allerdings hohe Kosten.[18] Warum sie dann durchführen?

Die von der **Bertelsmann Stiftung durchgeführte Analyse zu Knieimplantaten**, die von journalistischen Hintergrundrecherchen und ausgewählter Literatur begleitet wurde,[19] stellt in ihren Interviews und Gesprächen mit Fachpersonal fest, dass „finanzielle Anreize für Kliniken und niedergelassenen Ärzte die Häufigkeit von Knieoperationen beeinflusse."[20] Diese seien „finanziell attraktiv und gut plan-

---

[16] Fürchtenicht, Grote-Westrick, Vollbracht: Rückenoperationen, Bertelsmann Stiftung 2017, S.6.

[17] Fürchtenicht, Grote-Westrick, Vollbracht: Rückenoperationen, Bertelsmann Stiftung 2017, S.1.

[18] Fürchtenicht, Grote-Westrick, Vollbracht: Rückenoperationen, Bertelsmann Stiftung 2017, S.1.

[19] Bittkowski, Meik; Hemschemeier, Meike und Stollorz, Volker: Knieprothesen. Starker Anstieg und große regionale Unterschiede. Die Zusammenfassung einer Studie des Science Media Center Germany, herausgegeben von der Bertelsmann Stiftung 2018, S.14.

[20] Bittkowski, Hemschemeier und Stollorz: Knieprothesen, Bertelsmann Stiftung 2018, S.14.

bar."[21] Klinik-Fachärzte beschrieben Knieoperationen sogar als s.g. „cash cow", die zur Aufgabe haben Defizite aus anderen Bereichen auszugleichen.[22] Zwar habe es zwischen 2012 und 2013 einen Rückgang der Zahlen gegeben, doch sei dies vor allem auf Abwertung einer wichtigen Fallpauschale zurückzuführen, was im Klartext hieß, dass die Krankenhäuser dafür weniger abrechnen konnten.[23] Da die Fallpauschale jedoch ab 2013 wieder kontinuierlich aufgewertet worden ist – die letzte 2018 – sodass zu vermuten ist, dass die Zahl der Operationen deshalb weiter steigen wird.[24] So stellt Prof. Reinhard Busse von der TU Berlin fest: „Es gibt immer eine Vielzahl von Gründen, warum Fallzahlen steigen. Tatsächlich belegen können wir aber, dass die Fallzahlen steigen, wenn eine Fallpauschale aufgewertet wird. Das lässt sich nicht wegdiskutieren."[25]
Eine Besorgnis erregende und weitverbreitete Praxis ist die von niedergelassenen Ärzten, die mit

---

[21] Bittkowski, Hemschemeier und Stollorz: Knieprothesen, Bertelsmann Stiftung 2018, S.14.
[22] Vgl.: Bittkowski, Hemschemeier und Stollorz: Knieprothesen, Bertelsmann Stiftung 2018, S.14.
[23] Vgl.: Bittkowski, Hemschemeier und Stollorz: Knieprothesen, Bertelsmann Stiftung 2018, S.14.
[24] Vgl.: Bittkowski, Hemschemeier und Stollorz: Knieprothesen, Bertelsmann Stiftung 2018, S.14.
[25] Bittkowski, Hemschemeier und Stollorz: Knieprothesen, Bertelsmann Stiftung 2018, S.14.

Kliniken Verträge abschließen, sodass die Patienten in eben jenen Kliniken operiert werden, wofür der entsprechende Arzt ein Honorar bekäme:[26] „Ein großer Teil der Gesprächs- und Interviewpartner erklärten explizit, diese weitverbreitete Praxis sei ein erheblicher Fehlanreiz. Ein Klinikchef nannte diese Kooperation einen wunden Punkt des Gesundheitssystems, der politisch korrigiert werden müsse'."[27]
Neben den finanziellen Vorteilen, die Ärzte und/oder Krankenhäuser von den Operationen haben ist ein weiteres Problem das enge Budget für alternative Therapien.[28] Dies bemängeln viele Ärzte: „So könne zum Beispiel bei der Physiotherapie nur eine geringe Anzahl an Therapieeinheiten verschrieben werden. Das sei völlig nutzlos, weil Muskelaufbau Zeit brauche."[29] Dass das Thema Operation nicht nur das Knie oder den Rücken wie in den bisherigen Ergebnissen genannt, betrifft, sondern auch die großen Gelenke wie die Hüfte oder die Schulter versteht sich von selbst. Auf

[26] Vgl.: Bittkowski, Hemschemeier und Stollorz: Knieprothesen, Bertelsmann Stiftung 2018, S.14.
[27] Bittkowski, Hemschemeier und Stollorz: Knieprothesen, Bertelsmann Stiftung 2018, S.14.
[28] Vgl.: Bittkowski, Hemschemeier und Stollorz: Knieprothesen, Bertelsmann Stiftung 2018, S.15.
[29] Bittkowski, Hemschemeier und Stollorz: Knieprothesen, Bertelsmann Stiftung 2018, S.15.

Grund des finanziellen Anreizes entsteht auch der Hang zu Angstmacherei: Entsprechen Fachkräfte malen Horrorszenarien aus, wenn die Operation nicht durchgeführt würden.

Verschärfend kommt hinzu, „dass die Bundesländer es den Krankenkassen und Kliniken weitgehend überlassen haben, Leistungsmengen und Vergütungen für die stationäre Behandlung [...] zu vereinbaren [...].“[30] Qualitätsaspekte und die Frage, ob die Operation überhaupt das Beste für den Patienten ist, würden nach Erkenntnis der Rückenstudie bei Fallpauschalen kaum beachtet.[31] Dies hat katastrophale Folgen: „Bei Abrechnungsprüfungen des Medizinischen Dienstes der Krankenkasse (MDK) zur Notwendigkeit und Dauer eines stationären Aufenthalts gab es im Jahr 2010 bei gut der Hälfte der geprüften Fälle Beanstandungen.“[32]

Die Studie zu Rückeneingriffen spricht sich dafür aus, dass es allen Beteiligten eine ethische Verpflichtung sein sollte, Versorgung von Patienten zu gewährleisten und unnötige Belastungen zu ver-

---

[30] Fürchtenicht, Grote-Westrick, Vollbracht: Rückenoperationen, Bertelsmann Stiftung 2017, S.7.

[31] Vgl.: Fürchtenicht, Grote-Westrick, Vollbracht: Rückenoperationen, Bertelsmann Stiftung 2017, S.7.

[32] Fürchtenicht, Grote-Westrick, Vollbracht: Rückenoperationen, Bertelsmann Stiftung 2017, S.7.

meiden.[33] „Das Patientenwohl muss auch für die Krankenhäuser der ethische Maßstab sein, so der Deutsche Ethikrat […].“[34]

Betrachtet man die oben genannten Fakten und die Ursachen dafür, stellt sich einem die Frage, ob das dem **Sinn** entspricht, für den Krankenkassen gemacht, Ärzte ausgebildet, ja das ganze Gesundheitssystem historisch erkämpft worden ist.
Doch diese Feststellung alleine ist nicht unser primäres Ziel. Diese Arbeit haben die Studien und Berichte bereits gemacht, die wir in den vorausgegangenen Ausführungen zitiert haben. **Unser Ziel ist es eine Lösung anzubieten, eine Alternative.** Wir haben die gefundenen Statistiken und Berichte mit unseren Erfahrungen in der Praxis verglichen und konnten dort einerseits zustimmende Resultate erkennen und anderseits auch einen Lösungsweg aus dem Dilemma finden. Denn mit der Therapieform FOI®, auf die wir im Folgenden noch näher eingehen möchten, ist es uns vielfach gelungen bei Patienten mit ärztlich indizierten Operationen einen konservativen und anhaltenden Lösungsweg zu finden, so, dass Operationen, die als unumgänglich

---

[33] Fürchtenicht, Grote-Westrick, Vollbracht: Rückenoperationen, Bertelsmann Stiftung 2017, S.7.
[34] Fürchtenicht, Grote-Westrick, Vollbracht: Rückenoperationen, Bertelsmann Stiftung 2017, S.7.

galten, nicht mehr notwendig waren. Bei einigen Patienten konnten beispielsweise eine empfohlene Hüftoperation um Jahre verschoben werden – was bei einem Gelenksersatz nicht unerheblich ist. Auch Beschwerden konnten gelindert werden, die nach einer gelungenen[35] Operation weiterhin vorhanden waren.

---

[35] Gelungen heißt in diesem Fall, dass die Operation komplikationslos und aus chirurgischer Sicht erfolgreich verlaufen ist [Anm.d.A.].

Kapitel 3

FO[illegible]

Wir haben unseren therapeutischen Beruf gewählt, um Menschen in ihrem Heilungsprozess zu unterstützen. Die Suche nach den geeigneten Fähigkeiten dazu hat uns jahrelang angetrieben und uns eine Therapieform suchen lassen, die unseren Grundsätzen entspricht und den Menschen, so individuell wie er ist, wieder in den Mittelpunkt der Therapie stellt. Denn der konventionelle Weg, der operative Eingriff in ein Gelenk oder in die Wirbelsäule aufgrund der bildgebenden Diagnostik verordnet, sieht oftmals den Menschen dahinter nicht. Unserer Ansicht nach geht es nicht darum, dass alle Menschen gleich kerzengerade durch die Welt gehen, sondern dass sie dies frei, nach ihren individuellen körperlichen Möglichkeiten, passend zu ihrem Bewegungsapparat und ohne Schmerzen tun können – **Im Wald stehen gerade und auch krumme Bäume und auf allen wachsen Blätter.**

Natürlich gehören zu einem Befund auch noch andere Aspekte, wie z.B. die psychischen und seelischen Faktoren. Diese werden im Folgenden allerdings nicht primär berücksichtigt, da sie anderer Behandlungen bedürfen und über den für diese

Ausführungen rein physischen Aspekt erst einmal nicht relevant sind.
Denn das Wissen um die eigenen Möglichkeiten und wo seine persönlichen Grenzen liegen, ist gerade im Umgang mit Menschen essentiell. In unsere Praxen kommen Menschen mit Beschwerden am Bewegungsapparat: Chronische Wirbelsäulen-, und Gelenksbeschwerden bilden einen Großteil unseres Patientenstammes. Jeder Mensch verdient einen ehrlichen Umgang und wenn Menschen unter jahrelangen Rücken- und/oder Gelenkbeschwerden leiden, erachten wir es als unsere Pflicht und ethische Aufgabe ihnen offen und ehrlich zu sagen, ob wir und unsere Therapiemöglichkeiten für sie hilfreich und zielführend sind oder nicht. Wenn wir mit dem, was wir tun, effektiv zu einer Beschwerdeverbesserung beitragen können, **so wissen wir dies nach maximal drei bis vier Behandlungen**. Sollte sich nach diesen Sitzungen keine Veränderung der Beschwerden zeigen, ist unser Ansatz nicht der Richtige oder aber es liegen andere Ursachen zugrunde. Umstände, die nicht in unseren Einflussmöglichkeiten liegen.[36]

[36] Diese könnten unter anderem die oben bereits erwähnten psychosoziale Faktoren sein oder eine vorliegende, muskuläre Instabilität, bei der ein anderer therapeutischer Ansatz sinnvoller ist [Anm. d. A.].

Eine weitere Ursache kann sein, dass Strukturschäden vorliegen, wie zum Beispiel eine hochgradige Arthrose in einem Gelenk, welche zu den Beschwerden führt, die sich durch unsere therapeutischen Möglichkeiten nicht oder nur sehr kurzfristig beeinflussen lassen. In diesem Fall ist es notwendig – sofern vorranging noch nicht geschehen – eine ärztliche Abklärung mit einem bildgebenden Verfahren wie Röntgen, MRT, CT o.ä. durchführen zu lassen, um genau zu evaluieren, was für ein Strukturschaden vorliegt, wie groß der Schaden ist und – und das ist sehr wichtig – **ob der auf dem bildgebenden Verfahren ersichtliche Schaden für die Beschwerden, die der Patient angibt, verantwortlich ist** oder ob es sich lediglich um einen „Zufallsbefund" handelt: Ein Schaden, der zwar vorhanden ist, jedoch aufgrund der Lokalisation nicht für die Beschwerden verantwortlich sein kann.

Was aber sind unsere therapeutischen Mittel? Was ist FOI®?

Die FOI, die **Funktionelle Orthonomie und Integration**, ist eine eigenständige und den ganzen Menschen in den Mittelpunkt stellende Therapieform, die aufgrund ihrer einzigartigen Herangehensweise in Befund und Behandlung einen schnellen, sanften und effektiven Lösungsansatz bei muskulo-skelettalen, also den Muskel und Knochenapparat betreffende Beschwerden bietet.

Die FOI® geht davon aus, dass der Körper auf ein entstandenes Problem immer auch als Ganzes mit einem Kompensationsverhalten reagiert. Die praktische Erfahrung mit dieser Therapieform zeigt, dass sich diese Kompensationen über den ganzen Körper und nach einem relativ festgelegten Muster verteilen. Aus Sicht der FOI® treten Schmerzen und Funktionsstörungen erst dann auf, wenn der Körper nicht mehr in der Lage ist, sein Kompensationsverhalten aufrechtzuerhalten. **Das Ziel einer FOI® Behandlung ist es folglich, den Körper wieder in sein individuelles Gleichgewicht zu bringen, um so Schmerzen und Funktionsstörungen zu beseitigen**.

Für uns stellen die Wirbelsäule und das Becken immer die zentrale Achse dar; diese Körperregionen sind somit für uns auch immer der erste Ansatz in Befund und Therapie: Wirbel- und Beckenfehlstellungen haben immer Auswirkungen in den angrenzenden Gelenken und umgekehrt. Diesen Zusammenhang zwischen Ursache und Folge, zwischen Symptom und Auslöser ist eine s.g. Ursache-Folge-Ketten, wie zum Beispiel in dem eingangs erwähnten Beispiel mit dem umgeknickten Fuß. Um die Kette und die Effektivität und Sinnhaftig-

keit von vielen Operationen aus unserer Perspektive besser verständlich zu machen, möchten wir im Folgenden kurz auf die Zusammenhänge im menschlichen Körper eingehen.
Der Mensch funktioniert als Einheit. Er ist ein Wunderwerk, ein faszinierendes Zusammenspiel von Knochen, Gelenken, Muskulatur, Sehnen, Bändern, Organen und vielem mehr. Der Spruch, dass Körper, Geist und Seele eine Einheit sind, fasst im Grunde schon alles zusammen und veranschaulicht außerdem, dass man das eine nicht vom anderen trennen kann.
Die Begründer der Therapieform FOI®, Hans de Jong und Friedhelm Becker, haben in weit mehr als 150.000 Behandlungen und mit über 25 Jahren Erfahrung mit diesem Behandlungskonzept immer wieder systematische Kompensationen am Bewegungsapparat feststellen können:

> *Es hat sich gezeigt, dass der menschliche Körper immer ein systemisches Problem hat. Es ist egal, wo der Schmerz oder das eigentlich ursprüngliche Funktionsproblem lokalisiert ist. Mit anderen Worten: Mit dem gleichen systematischen Problem kann der Patient Kopfschmerzen, LWS-Beschwerden, Knieschmerzen, einen Tennisarm oder jegli-*

ches beliebige Schmerzsyndrom haben. […] Kompensationsmuster sind Funktionsveränderungen an den Extremitäten, welche kausal oder als Reaktion auf eine Wirbelsäulenproblematik auftreten.[37]

Wir arbeiten seit über 13 Jahren nach diesem Behandlungskonzept und können genauso wie viele unserer Kollegen, die nach dem gleichen Prinzip vorgehen, die Feststellungen, die Becker und de Jong gemacht haben, bestätigen.
Dies erklärt auch, weshalb manche Operationen zum Erfolg führen und andere nicht, respektive der Patient postoperativ dieselben Beschwerden hat wie vor der Operation: Bei der einen Operation wurde die Ursache behandelt, bei der anderen nur das Symptom. Dies ist vergleichbar mit der Ölwarnlampe am Auto. Wenn diese anzeigt, dass der Ölstand niedrig ist, sollte man Öl nachfüllen, um einen Motorschaden zu vermeiden. Wenn nach kurzer Zeit die Anzeige wieder leuchtet, sollte man einen Fachmann hinzuziehen, der schaut, warum der Motor Öl verliert. Die Ursache wird beseitig

---

[37] In ähnlichem Wortlaut nachzulesen in: Becker, Friedhelm; de Jong, Hans: Funktionelle Osteopathie und Integration, Physio ProVis Verlag, Haren, 2. Auflage 2015 https://www.funktionelle-integration.de/inhalte.12.html [26.9.2018].

und das Auto läuft wieder. Wenn man jedoch nur einen Aufkleber auf die ständig und immer wieder aufleuchtende Lampe klebt, das Symptom abdeckt und sich nicht um die Ursache der Warnanzeige – kein Öl – bemüht, so wird ein Schaden unvermeidlich sein.

Die Struktur und die Funktion des Gelenks bzw. des Menschen im Ganzen sind unmittelbar miteinander verknüpft und beeinflussen sich gegenseitig. Wenn die Struktur, beziehungsweise das Gelenk beschädigt ist, zum Beispiel durch eine Knochenfraktur, krankhafte oder angeborene Veränderungen, so wird sich dies unweigerlich auf die Funktion des Gelenks und die Bewegungsmöglichkeiten des Menschen auswirken – unter anderem Einschränkungen in der Mobilität und Schmerzen. Hier ist eine Behandlung der Struktur angebracht, wie zum Beispiel eine Operation, um das gewünschte Resultat zu erhalten und Folgebeschwerden an anderen Gelenksetagen zu vermeiden.

Ist die Funktion primär gestört, zum Beispiel durch ein Verhebetrauma, auch Hexenschuss genannt, oder durch einen umgeknickten Fuß, so wird der menschliche Körper diese Funktionsstörung in seiner Gesamtheit ausgleichen. Dies hat dann zur Folge, dass die Gelenke unphysiologisch, sprich unsachgemäß belastet werden und bei einem größeren

Ungleichgewicht von Belastung und Belastbarkeit Schaden nehmen. Die häufigsten Strukturschäden, die als Folge davon auftreten, sind Arthrosen der großen Gelenke sowie Bandscheibenschäden und Arthrosen der Wirbelgelenke in der Wirbelsäule.[38] Da es sich wie beschrieben immer um ein Wechselspiel handelt, ist es, um den Menschen als Ganzes wahrzunehmen und in den Mittelpunkt der Therapie zu stellen, von größter Bedeutung mindestens die beiden Aspekte der Struktur und der Funktion zu beleuchten.

Wie beschrieben ist die **FOI®** eine in der Praxis erprobte Alternative zu dem konservativen Weg, der häufig in die Operation führt. Mit ihr lassen sich Ursache und Folge deutlich differenzieren, Leidensdruck verringern und Lebensqualität wieder herstellen. Wie kann man sie für das Problem der steigenden Operationen und dem „Kaputtreparieren“ von Menschen einsetzen? Der Lösungsansatz: Ein FOI® Zweitmeinungsgutachten!

---

[38] Für weiterführende Informationen ist folgende Lektüre zu empfehlen **Fischer Demuth, Niels**: Bangemachen gilt nicht. Eine Mut machende Wanderkarte durch den Wald der Diagnosen. tredition 2017.

Kapitel 4

Das FOI® Alternativverfahren

Es gibt bereits etwas, das sich „Zweitmeinungsverfahren“ nennt, dieses unterscheidet sich jedoch in vielerlei Hinsicht von dem, was wir entwickelt haben. Dennoch lohnt sich zu Beginn ein Blick darauf: Es gibt Krankenkassen, die ein Zweitmeinungsverfahren als Handlungsempfehlung vor Rückenoperationen anbiten; dieses Verfahren ist häufig jedoch auch eine ärztliche Zweitmeinung.

Was hierbei aus unserer Sicht und Erfahrung heraus fehlt, sind die Probebehandlungen sowie die funktionelle Auswertung dieser. Eine klare Aussage, ob eine konservative Therapie zielführend ist oder nicht, lässt sich schlecht Pi mal Daumen vorhersagen. Es kann durch Gespräche und einer Begutachtung von Unterlagen und Röntgen-, MRT Bildern aus anderer Perspektive sicherlich zu anderen Schlussfolgerungen kommen. Doch der Mensch besteht wie schon beschrieben aus mehr als nur dem problematischem Gelenk und der betroffene Bereich ist nicht selten nur das letzte Glied in der Beschwerdekette. Somit ist durch eine weitere im Sitzungszimmer entstehende Beurteilung immer noch nicht gewährleistet, dass der richtige Schalter umgelegt wird.

Ein FOI Alternativverfahren ist dagegen objektivier, da der Patient nicht nur eine Zweitmeinung in schriftlicher Form erhält, sondern er selbst am eigenen Körper erfährt, ob ein konservativer und funktioneller Ansatz bei seinem Beschwerdebild hilfreich ist oder nicht. Auf diesem Wege ist der Patient in das Verfahren, in dem er sowieso den Mittelpunkt darstellt, mit eingebunden.

In unseren *Fachpraxen für Wirbelsäulen und Gelenktherapie* haben wir immer wieder feststellten, dass die Menschen, die mit chronischen Beschwerden zu uns kamen, nicht nur ihre Beschwerden über einen langen Zeitraum, sondern auch schon eine Vielzahl an diversen Therapien durchlaufen hatten. Viele von ihnen unterzogen sich aufgrund ihrer Beschwerden auch bereits operativen Eingriffen mit mehr oder weniger, mit kurzfristigen oder länger anhaltenden Verbesserungen. Dies fiel nicht nur uns an unserem jeweiligen Praxisstandort auf, sondern auch unseren Freunden und Kollegen, welche nach der FOI arbeiten und quer über das deutsche Bundesgebiet verteilt sowie auch in Österreich, Polen, Holland und in der Schweiz tätig sind.

Auf dieser Grundlage haben wir im Jahr 2014 *VisionPro* gegründet.

Mit *VisionPro* haben wir ein Alternativverfahren entwickelt, mit dem es uns möglich ist, ein Alterna-

tive zur funktionsmedizinischer Sicht bei schulmedizinisch indizierten Operationen zu bieten. Aufgrund unserer langjährigen praktischen Erfahrung mit chronischen Schmerzpatienten und den therapeutischen Möglichkeiten der FOI® konnten wir in einem Pilotprojekt mit derzeit 7 Betriebskrankenkassen (nachfolgend BKKn genannt) eine **Erfolgsquote von über 90% erzielen**.
Doch wie genau gehen wir dabei vor?
Das FOI® Alternativverfahren beinhaltet eine ausführliche Befundaufnahme und Dokumentation, um den aktuellen Status festzuhalten und um nach der möglichen Ursache der Beschwerdeauslösenden Faktoren zu suchen. Anschließend werden drei bis vier Behandlungen durchgeführt, bei denen es neben der Funktionsoptimierung auch darum geht, ob die Beschwerden des Patienten einen funktionellen oder einen strukturellen Ursprung haben. Dies können wir aufgrund unseres Therapiekonzeptes FOI®, unserer Erfahrung und durch die Behandlungen evaluieren.[39] Dies sind die ersten beiden und die wichtigsten Schritte des Alternativverfahrens.

---

[39] Dabei ist es auch wichtig zu berücksichtigen, dass eine wieder hergestellte Funktion auch Schmerzlinderung bringt, obwohl die Struktur nachweislich beschädigt ist. An diesem Beispiel sieht man, dass Röntgen, MRT und CT Bilder nicht immer eine Aussage über unsere Schmerzen treffen können. (Anm.d.A.).

Im Anschluss wird weiter individuell von Fall zu Fall und gemeinsam mit dem Patienten entschieden, wie es weitergeht. Was ist der nächste Schritt? Bedarf es noch weiterer therapeutischer Interventionen? Ist es nun wichtig, das muskulär zu stabilisieren, was korrigiert wurde? Oder ist es ratsam den Köper sich selbst und seinem individuellen Alltag zu überlassen, um zu schauen, wie es in den kommenden Monaten mit der Alltagsbelastung klappt? Ziel ist immer, den Patienten schnellstmöglich aus der „Therapiespirale" zu entlassen. Somit werden auch die therapeutischen Interventionen dem Verlauf angepasst und die Behandlungsintervalle in entsprechenden Abständen gewählt. Weniger ist oft mehr und ein „zu viel" an Therapie ist nicht immer zielführend. Wie oben bereits erwähnt haben wir in Zusammenarbeit mit ersten Krankenkassen bereits Erfolge zu verbuchen: Von den Patienten, denen aufgrund ihrer körperlichen Beschwerden schriftlich zu einer Operation geraten und die von den BKKn zu uns empfohlen wurden, konnten wir über **90%** mit unserem Konzept die Operation und evtl. Folgeoperationen ersparen.

Ein **funktionsmedizinisches Zweitmeinungsgutachten** wie unseres bringt also ausschließlich **Vorteile**: Für **Menschen mit Schmerzen und Bewegungsstörungen**, weil sie nicht mehr symptoma-

tisch operiert werden, da die Funktionsstörungen die für die Beschwerden und Beeinträchtigungen verantwortlich sein können, schonend und ohne Nebenwirkungen behandelt werden. Sollten die Beschwerden aufgrund des Strukturschadens des Gelenkes entstehen und die OP unvermeidlich sein, so ist die Funktionsstörung vorrangig beseitigt. Dies ist von großem Vorteil. Ein Gelenk, welches funktionell bestmöglich in Ordnung ist, lässt sich auch effektiver operieren, resp. wenn die Funktionsstörung die mit dem Strukturschaden einhergeht, beseitigt ist, verläuft die Heilung und die Rehabilitation postoperativ oftmals schneller. Dies, da ein funktionsoptimiertes Gelenk in der Regel auch besser durchblutet ist. Auch bedeutet es für den Patienten eine enorme Vermeidung von Schmerzen, Nebenwirkungen durch chemische Medikamente und dadurch eine erhebliche Entlastung für das Organsystem, eine schnellere Wiedererlangung der Mobilität und eine deutlich bessere Lebensqualität.
Für den **Operateur ist es ebenfalls von Vorteil,** wenn auch vorrangig vielleicht nicht ganz ersichtlich: Er operiert dann ausschließlich Strukturschäden, welche die Indikation für eine Operation darstellen und keine konservativ behandelbaren Funktionsstörungen mehr. Dadurch wird die Erfolgsquote der erfolgreichen Operationen, die er durchführt,

deutlich ansteigen, sowie die Zahl der zufriedenen Patienten.

Der **Vorteil für die Krankenversicherung** ist zum einen ein mehr als deutlicher Kostenvorteil, eine erhöhte Wettbewerbsfähigkeit und last but not least zufriedene Kunden. Darüber hinaus eröffnet das FOI® Alternativverfahren auch Auswirkungen auf die Versicherungsprämien, welche die Beitragszahler entrichten. Diese werden nicht nur von denen bezahlt, die sich einer Operation unterziehen, sondern wie in einem Sozialstaat üblich alle und dies derzeit ungeachtet, ob die Operation wirklich notwendig war oder nicht: Bei weniger Kosten müssen auch alle weniger Beiträge bezahlen. Somit wäre ein weiterer Vorteil die Senkung der Gesundheitskosten der Krankenkassen in der gesamten Bundesrepublik und somit ein Einsparungsvorteil jedes einzelnen Beitragszahlers dieses Landes.

Doch von welchen Zahlen sprechen wir hier? Welches Ausmaß die Einsparung durch *VisionPro* hat, zeigen wir im Folgenden in einer **Beispielrechnung**: Gehen wir davon aus, dass die großen Krankenkassen in Deutschland im Durchschnitt 3.000.000 Kunden zählen und nur 1% dieser p.a. operiert wird – die Statistiken beweisen deutlich höhere Zahlen, wir möchten es hier nur einfach halten – so wären es pro Jahr 30.000 Patienten, die

sich einer Operation unterziehen. Nehmen wir nun einen Durchschnittskostenaufwand von gerundet 10.000€ an, so sind dies bei 1% Operationen p.a. Kosten von **300.000.000€ pro Jahr.**
Kommt ein Funktionelles FOI Alternativverfahren wie erwähnt zum Tragen, und wenn wir nicht wie derzeit von einer Erfolgsquote von 90% ausgehen, sondern sehr konservativ gerechnet von nur einer Erfolgsquote von 60%, so wären durch das FOI Zweitgutachten Einsparungen von rund **180.000.000€** pro Jahr möglich. Eine Ersparnis, die nicht von der Hand zu weisen sind und bereits mit Krankenkassen erprobt wurde.
Für uns sowie für die konzeptionell eingebundenen Betriebskrankenkassen sind über 90% Operationsvermeidung ein mehr als gutes Argument dieses Konzept zu verbreiten, um so noch mehr Menschen helfen zu können. Dieser Ansicht nachfolgend haben wir dieses Konzept transparent und reproduzierbar gestaltet, um es deutschlandweit über Netzwerkpartner und weitere Kompetenzzentren für FOI® verbreiten zu können. Ein unwiderstehliches Angebot möchte man meinen. Doch leider entspricht das kaum unserer Erfahrung.

Kapitel 5

Die Box

In den letzten Jahren haben wir mehrmals versucht, persönliche Gesprächstermine bei großen Versicherungsgesellschaften in Deutschland zu erhalten. In den meisten Fällen wurden wir bereits pauschal per Mail abgelehnt, ohne auch nur eine Chance zu erhalten, das FOI® Alternativverfahren persönlich vorstellen und besprechen zu können. Wir haben den Zuständigen alle hier genannten Informationen geschickt und schriftlich erklärt, wie das Alternativverfahren Menschen helfen und Kosten erheblich senken kann und gebeten, uns zudem persönlich anzuhören. Hier gab es, nach vorherigem großen Interesse, oft nur eine nicht begründete Absage. Auf unsere wiederholten Anfragen nach dem Warum der Ablehnung bekamen wir keine Antwort mehr.
Bei einer der drei größten Krankenkassen in Deutschland hatten wir durch den Einsatz einer wohlwollenden Mitarbeiterin als erstes ein persönliches Gespräch. Ein paar der am Gespräch beteiligten Mitarbeiter und Abteilungsleiter haben den Sinn und Zweck unseres Vortrages verstanden und haben sich auch in nächst höherer Instanz für das FOI® Alternativverfahren eingesetzt. Dies jedoch

ohne Erfolg. Man teilte uns mit, dass sie nicht bereit seien, Vorreiter zu sein, sie aber gerne zu weiteren Gesprächen bereit seien, wenn eine andere Versicherung den Anfang mache. Als andere Kassen bereit waren, unser Konzept umzusetzen, kam jedoch keine Rückmeldung darauf.

Es scheint eine grundlegende menschliche Eigenschaft zu sein, dass Veränderung uns schwerfällt. Wir bleiben lieber beim bekannten Übel, weil das Unbekannte uns noch viel mehr schreckt. Jeder von uns weiß, wie schmerzhaft Veränderungen sein können, dass sie mit Energie, Kraft und Arbeit verbunden sind. Doch was ist, wenn es nicht nur um uns selbst, sondern um Millionen von Menschen geht, die einem ständigen Leidensdruck, unnötigen und risikoreichen Operationen und hohen Kosten ausgesetzt sind?

Paragraf eins des fünften Buchs des Sozialgesetzbuchs nennt als Aufgabe der **Gesetzlichen Krankenversicherung** – im Folgenden GKV genannt – die Gesundheit der Versicherten zu erhalten, wiederherzustellen oder ihren Gesundheitszustand zu verbessern sowie die Versicherten aufzuklären, zu beraten und auf eine gesunde Lebensführung hinzuwirken.[40] Damit hat die GKV einen umfassenden

---

[40] Bundesministerium für Gesundheit, Rubrik Krankenversicherung und ihre Aufgaben

Auftrag von Gesundheitsförderung und Prävention über Krankenbehandlung bis hin zur Rehabilitation. Unter dem Begriff der „Prävention“ versteht man für Gewöhnlich die Verhinderung oder Vorbeugung von etwas zum Wohle der betreffenden Person oder Sache. Ähnliches gilt für das Verb „verhüten“. Die Aufgabe der GKV ist also Menschen vor (unnötigem) Leid zu beschützen, ihnen beratend zur Seite zu stehen und so ihre Lebensqualität zu steigern.

Werden Krankenkassen, die Zahlen ignorieren und kaum Bemühungen zeigen außerhalb der konventionellen Therapien zu arbeiten, dieser Aufgabe noch gerecht? Oder arbeiten sie dadurch nicht gerade gegen diese Leitprinzipien? Im Englischen gibt es den Begriff „(to) think out of the box“, was so viel heißt wie „außerhalb der Box zu denken“ und damit synonym zum deutschen Ausdruck „über den eigenen Tellerrand hinaussehen“ ist. Wann haben die Vertreter der großen Krankenkassen das letzte Mal die Box verlassen, in die sie sich und alle ihre Kunden hineinmanövriert haben?

Ähnliches sollte auch für den Beruf des Arztes gelten, der in seiner Funktion bei Schmerzen und Krankheiten aufgesucht wird. Auch er soll heilen

---

https://www.bundesgesundheitsministerium.de/themen/krankenversicherung/grundprinzipien/aufgaben-und-organisation-der-gkv.html [26.9.2018].

und vor Schlimmerem oder dem Schlimmsten „verhüten". Es gibt viele Ärzte, darunter viele chirurgisch tätige Orthopäden, die den hippokratischen Eid, den sie geleistet haben ernst und auch danach handeln. **Wir ziehen unseren Hut vor ihnen und wertschätzen ihre Arbeit außerordentlich!** Denn es ist nicht leicht eine gute und profunde Diagnose in der kurzen Zeit zu stellen, die vielen Ärzten nur noch zur Verfügung steht, und dementsprechend eine adäquate Therapieempfehlung auszusprechen. Jeder Mensch muss Geld verdienen und wenn die Verantwortung, die viele Ärzte inne haben, so groß ist, ist es auch mehr als richtig, wenn der Verdienst entsprechend ausfällt.

Es ist nicht unser Ziel den Beruf des Arztes zu diffamieren oder in Frage zu stellen. **Was wir aber hinterfragen wollen, sind die Methoden, die auf Kosten der Gesundheit der Patienten angewendet werden.** Denn ein Problem ist auch: Viele Ärzte sind systemabhängig.[41] Wenn sie versuchen andere Wege zu finden, wird Ihnen ebenso wie uns an vielen Stellen Steine in den Weg gelegt, die häufig aus finanziellen oder konservativen Motiven stammen:

---

[41] Die folgenden Ausführungen beruhen auf den praktischen und fachlichen Kenntnissen sowie auch Erfahrungswerten, die die Autoren in den Jahrzehnten ihrer ausführenden Tätigkeit gemacht haben [Anm.d.Red.].

Das Krankenhaus, in welches unser Beispielpatient geht, um Hilfe zu bekommen, freut sich über eine neue Fallpauschale, die es nun bekommt. Das bedeutet, dass es pro Patient und Operation eine finanzielle Pauschale erhält. Deshalb ist es aus wirtschaftlicher Sicht wichtig, dass der Patient schnell operiert wird und am besten am nächsten Morgen wieder entlassen wird. Denn desto länger der Patient im Krankenhaus liegt, umso unwirtschaftlicher wird es.

Oder wenn ein Arzt, dem noch ein paar entsprechende Operationen zu seinem Facharzttitel fehlen, diesem Patienten begegnet, erscheint das aus seiner Sicht wie ein glücklicher Zufall. Ferner fordert das System weiterhin, dass ein Fachkrankenhaus, oder ein Facharzt, eine bestimmte Anzahl an spezifischen Operationen pro Jahr durchführt, damit die Fachspezifikation erhalten bleibt. Selbstverständlich macht es Sinn, dass Operationen von Ärzten durchführt werden, die aus einem großen Erfahrungsschatz zehren, doch spätestens dort beißt sich die Katze sprichwörtlich in den Schwanz und rennt um die eigene Achse. Auch hier ist die Box ordentlich geschlossen und ein Entkommen scheinbar aussichtslos. Und mitten in diesem Systemkreislauf steht der Patient, der Schmerzen hat und Hilfe möchte. Von seiner Genesung sind jedoch neben den oben genannten fachlichen Kompetenzen der Behandler noch viele andere Faktoren abhängig. Faktoren, die sich offensichtlich nicht einfach durch ein: „Ich habe einen neuen Ansatz“ beheben lassen. Es sind große Mühlen, die mahlen. Die Kette der zu entscheidenden Instanzen ist lang und verwoben. Jeder hätte gerne eine hohe Position und Bestimmungsrecht, doch wirklich bestimmen und auch dafür die Verantwortung zu übernehmen, scheint niemand zu wollen.

Allerdings sind nicht nur die Krankenkassen und die Ärzte Teil des Problems. Auch unsere Mentalität spielt dabei eine Rolle. Als eine Ursache für den Anstieg von Knieprothesen ist laut der Analyse der Bertelsmann Stiftung auch die Mentalität der Patienten: Viele wollen eine Prothese, weil sie sich der Risiken nicht bewusst sind, weil sie den Anspruch an ihren Körper haben, auch in widrigen Umständen und ohne große Veränderung zu funktionieren.[42] Warum bezahlen wir in Krankenkassen, die offensichtlich zu indifferent sind, um sich für Alternativen zu interessieren? Warum sind wir Ärzten und Ärztinnen hörig, die uns über Brillengläser oder Schreibtischplatte hinweg am Fließband in den OP-Saal schicken, ohne uns wirklich zuzuhö-

---

[42] Vgl.: Bittkowski, Hemschemeier und Stollorz: Knieprothesen, Bertelsmann Stiftung 2018, S.15.

ren? Auch wir haben es uns in unserer Box bequem gemacht und hoffen darauf, dass jemand anders anfängt, dass jemand anders unsere Probleme löst. Wie schlimm muss es werden, bis wir anfangen aufzubegehren? Was muss noch erst alles passieren, bevor wir ins handeln kommen? Ist uns wirklich nicht bewusst, dass es jeden von uns treffen kann? Dass eventuell jeder von uns in diese Mühle hineingeraten wird und wir im schlimmsten Fall bis zum Ende unseres Lebens chemische Medikamente einnehmen müssen, Schmerzen haben, Nebenwirkungen aufgrund der Medikamente und eine deutlich schlechtere Lebensqualität haben werden? Anscheinend ist das auch politisch und wirtschaftlich gewollt. Denn mit vielen unserer Patienten geschieht genau das.

Und doch gibt es Hoffnung: Erste Erfolge sind bereits zu verbuchen: Die sieben Betriebskrankenkassen ARGE-OWL bilden hier die goldene Ausnahme. Dies sind derzeit die innovativen Kassen, die sich für ihre Patienten mit Operationsindikation über bestehende Schemata hinaus einsetzen. Dies sind auch die Kassen, die von den betroffenen Patienten 90% vor einer Operation bewahrt haben. Andreas Flöttmann (Vorstand der BKK Diakonie) erkannte das Potential unseres Alternativverfahrens und war als erster bereit einen Weg neben der ein-

gefahrenen Spur zu betreten. Im Anhang finden Sie ein Empfehlungsschreiben für unser Alternativverfahren, für das wir Herrn Flöttmann noch einmal ganz herzlich danken. Auch für seinen Mut und seine Bereitschaft die Box zu verlassen.
Mit diesem Werk steigen auch wir als Autoren aus der Box heraus. Wir gehen gerne als Pionieren voran, denn das ist unser Beruf: Wir wollen die helfende Hand auf dem Weg zur Heilung sein. Und wir wollen einfach nicht mehr dabei zugucken, wie Menschen kaputtrepariert werden, die jeden Tag bei uns in die Praxis kommen. Der Anfang ist gemacht und dieses Werk ist eine weitere Stufe zum Erfolg, denn wir glauben an unser Konzept und an eine Zukunft, in der Menschen keine unnötigen Operationen mehr über sich ergehen lassen müssen.

„Erfolg hat drei Buchstaben: TUN."
Johann Wolfgang von Goethe

Danksagung

Ein großes Dankeschön gilt Frau Bettina Klusmann. Ohne ihr Engagement würde es das Alternativverfahren, wie wir es durchführen, nicht geben. Ein weiteres Dankeschön und das im besonderen Maße gilt der ARGE-OWL, die uns ihr Vertrauen gab und den Mut hatte, dieses revolutionäre Konzept durchzuführen. Hervorzuheben ist hier Andreas Flöttmann, Vorstand der BKK Diakonie. Er war bereit, dieses Konzept mit uns durchzukämpfen und stand uns immer beratend zur Seite.
Ein weiteres Dankeschön gilt dem Ausbildungsinstitut für FOI®, Friedhelm Becker und Hans de Jong, die es geschafft haben, diese unfassbar erfolgreiche Therapie mit ihrer Liebe und Ausdauer zu erschaffen, und unseren Dozenten Kollegen, die uns immer gezeigt haben, dass wir nicht alleine sind. Wir danken euch für eure immerwährende Unterstützung und euer Vertrauen in uns. Das gilt auch für das FOI® Büro, Maria Koop und Elisabeth Boll die uns immer in jeglicher Form unterstützen.

Axel Berg:

Mein größtes Dankeschön gilt meiner Familie. Meiner Frau Dorothee. Es gab in den Phasen der Entstehung des Zweitmeinungskonzeptes immer wieder schwierige Fragen und Situationen. Sie hat mir beratend zur Seite gestanden und mir den Rücken freigehalten, wenn ich es brauchte. Ich liebe dich, meine Nr.1.

Meinen Kindern Serina, Luisa, Merle und Valentin. Durch euer "Ja zum Leben" habt ihr mir gezeigt, dass es auch in schwierigen Situationen wichtig ist, den Fokus nicht zu verlieren und zu vertrauen. Ich liebe euch.

Meinem Freund Niels, mit dem ich hier dieses Buch geschrieben habe. Es gibt vielleicht nicht viele Menschen, die das Privileg haben, so einen Freund wie dich zu haben. Deine Positivität, deine Menschenfreundlichkeit haben mich die ganzen Jahre begleitet und tief beeindruckt. Dafür bin ich sehr dankbar.

Niels Fischer Demuth:

Ich danke von ganzem Herzen meiner Frau Natalie und meinen Kindern Liv und Ben. Ihr seid immer für mich da und ermöglicht mir, mich für Dinge wie dieses einzusetzen, Dinge, die mir wichtig sind. Ihr seid meine Motivation. Ich liebe euch!
Ich danke meinem großen Freund Axel. Ihn kennengelernt und zu meinen engsten Freunden zählen zu dürfen, ist ein großes Geschenk. Axel hat den Anstoß zum Alternativverfahren gegeben und ohne ihn und seine unermüdliche Ausdauer wäre es zu diesem Konzept und diesem Buch wahrscheinlich gar nicht gekommen. Danke, dass du immer zur richtigen Zeit und am richtigen Punkt für mich da bist!

Anhang

BKK Diakonie
Krankenkasse für soziale Berufe

Sehr geehrte Damen und Herren,
die Arbeitsgemeinschaft der Betriebskrankenkassen in Ostwestfalen-Lippe (BKK-ARGE- OWL) arbeitet seit dem 01.11.2016 mit den FOI Kompetenzzentren ConVita in Lippstadt und alado in Bielefeld im Rahmen orthopädischer Zweitmeinung vertraglich zusammen. Zur Arbeitsgemeinschaft gehören sieben BKK´n, zum Teil mit ausschließlichem Bezug auf die Unternehmen, teilweise regional und darüber hinaus auch bundesweit ausgerichtet.
Kern und Wesen dieser Zusammenarbeit ist die Frage der Notwendigkeit und des Nutzens von Operationen bei orthopädischen Leiden mit anschließender alternativer Behandlung im Rahmen der FOI (Funktionelle Orthonomie und Integration). Dieses Verfahren der Zweitmeinung ist im Bereich der Gesetzlichen Krankenversicherung (GKV) in Deutschland nach unserem Kenntnisstand bisher einmalig.
Unsere Versicherten stellen sich dabei – in der Regel mit einer ärztlich empfohlenen Operation – unserem Vertragspartner vor und werden im Rah-

men einer ausführlichen Untersuchung nach einem intensiven Beratungsgespräch in Ihrer Entscheidungsfindung unterstützt. Bisher konnten im Rahmen der nun einjährigen Zusammenarbeit von 32 Patienten, die sich beraten ließen, 29 Versicherte vor einer unnötigen Operation bewahrt werden. Lediglich bei 2 Patienten war die Operation unvermeidlich, nur eine Patientin hat die Untersuchung von sich aus abgebrochen. Auch wenn die Patientenzahl und die kurze Dauer der Kooperation für eine evidenzbasierte Evaluation noch nicht vollständig hinreichen, ist der praktische Erfolg mit 90 % vermiedener Operationen durchschlagend und beeindruckend.

Dabei entstehen für alle Beteiligten ausschließlich Vorteile. Unsere Versicherten werden vor unnötigen operativen Eingriffen geschützt, welche teils erheblich negative Folgen auf die Mobilität und Gesundheit haben können. Die beteiligten Krankenkassen erreichen durch das Verfahren zum Einen deutliche Kostenvorteile, zum Anderen erhöhen Sie mit diesem Zusatzleistungsangebot Ihre Wettbewerbsfähigkeit.

Auch die Leistungserbringer (insbesondere Ärzte und Physiotherapeuten) profitieren langfristig von Erkenntnisgewinnen und dem Ausschluss von Haftungsrisiken bei Falschbehandlung.

Besonders von unseren Versicherten erhalten wir sehr häufig positive Rückmeldungen zu diesem Angebot. Sie äußern z.B., dass Ihre Angst vor einer OP und Ihre Unsicherheit dem Vertrauen in die sanftere FOI-Behandlung gewichen ist, sich der Zustand von funktionellen Einschränkungen sehr schnell verbessert hat usw. Empörungsäußerungen unserer Versicherten über ärztliche Einschätzungen und deren Motivation wollen wir an dieser Stelle nicht vertiefen.

Wir stehen für nähere inhaltliche Auskünfte zum Vertragsmodell und deren Inhalten gern zur Verfügung.

Für die Arbeitsgemeinschaft der Betriebskrankenkassen in Ostwestfalen (BKK ARGE OWL) Bielefeld, im November 2017

Andreas Flöttmann Vorstand
BKK Diakonie

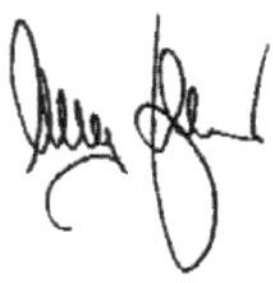

Neue Prozesse auszuprobieren braucht sicher Mut, nur ohne den Mut einem vielversprechenden Projekt zumindest eine Chance zu geben wird kein Fortschritt stattfinden. An dieser Stelle möchten wir uns bei Herrn Flöttmann und den BKK'n bedanken.

Quellennachweis

„Acht von zehn Rücken-Operationen sind überflüssig“, TK Presse und Politik, Pressemitteilung vom 11.9.2018 https://www.tk.de/tk/pressemitteilungen/bundesweite-pressemitteilungen/988202 [2.10.2018].

Becker, Friedhelm; de Jong, Hans: Funktionelle Osteopathie und Integration, Physio ProVis Verlag, Haren, 2. Auflage 2015
https://www.funktionelle-integration.de/inhalte.12.html [26.9.2018].

Bittkowski, Meik; Hemschemeier, Meike und Stollorz, Volker: Knieprothesen. Starker Anstieg und große regionale Unterschiede. Die Zusammenfassung einer Analyse des Science Media Center Germany, herausgegeben von der Bertelsmann Stiftung 2018.

Bundesministerium für Gesundheit, Rubrik Krankenversicherung und ihre Aufgaben
https://www.bundesgesundheitsministerium.de/themen/krankenversicherung/grundprinzipien/aufgaben-und-organisation-der-gkv.html [26.9.2018].

Fallpauschalenbezogene Krankenhausstatistik (DRG-Statistik) Operationen und Prozeduren der vollstationären Patientinnen und Patienten in Krankenhäusern, Tabelle 1 *Operationen und Prozeduren*, 1.3 *Operationen und Prozeduren auf Ebene des 4-stelligen OPS-Schlüssels und Altersgruppen*, 1.3.1 *Insgesamt*, Wiesbaden 2018 (korrigierte Fassung)
https://www.destatis.de/DE/Publikationen/Thematisch/Gesundheit/Krankenhaeuser/OperationenProzeduren.html [25.9.2018]

Fürchtenicht, Andrea; Grote-Westrick, Marion und Vollbracht, Eckhard: Rückenoperationen. Aus: Spotlight Gesundheit; Daten, Analysen, Perspektiven; Nr.7 2017. Durchführt im Rahmen des Faktenchecks Gesundheit der Bertelsmann Stiftung

„Im Fokus“ Mitteilung von 2014. In: www.destatis.de, Genauer Abruflink und -datum:
https://www.destatis.de/DE/ZahlenFakten/ImFokus/Gesundheit/OperationenDeutschlandEntwicklung.html [25.9.2018]

SPIEGEL ONLINE, „Zahl der Wirbelsäulen-OPs drastisch gestiegen“,
http://www.spiegel.de/gesundheit/diagnose/aok-krankenhausreport-zahl-der-wirbelsaeulen-ops-drastisch-gestiegen-a-871515.html [12.11.2018]

Bildnachweise

Cover

© MotionPro AG, http://motionpro.ch

Abbildung 1

© MotionPro AG, http://motionpro.ch

Abbildung 2

Mit freundlicher Genehmigung entnommen aus: Fürchtenicht, Andrea; Grote-Westrick, Marion und Vollbracht, Eckhard: Rückenoperationen. Aus: Spotlight Gesundheit; Daten, Analysen, Perspektiven; Nr.7 2017. Durchführt im Rahmen des Faktenchecks Gesundheit der Bertelsmann Stiftung